PUBLICATIONS DU *PROGRÈS MÉDICAL*



# SUR UN CAS
DE
# PARALYSIE FACIALE A FRIGORE
AVEC
## ANESTHÉSIE SUPERFICIELLE DU TRIJUMEAU
ET
## TUMEUR GAZEUSE DE LA PAROTIDE
## PATHOGÉNIE

PAR
Le Docteur CHABBERT, de Toulouse

*Médecin consultant à Bagnères-de-Bigorre.*

PARIS
AUX BUREAUX DU *PROGRÈS MÉDICAL*
14, RUE DES CARMES, 14

1894

# DU MÊME AUTEUR

**Mémoire sur les veines de la face et du cou,** brochure in-8° de 40 pages, avec 3 planches hors texte, 1876. Paris, G. Masson, libraire-éditeur.

**De l'anthrax des lèvres, ses complications, son traitement,** brochure in-8° de 44 pages, 1877. Paris, aux bureaux du *Progrès Médical,* et chez Adrien Delahaye, libraire-éditeur.

**Sur l'action physiologique du salicylate de soude** (communication à l'Académie des sciences), en collaboration avec M. Bochefontaine, 1877. Paris, Gauthier-Villars, libraire-imprimeur.

**Lettres sur la Faculté de médecine de Toulouse,** brochure in-8° de 32 pages, 1891. Toulouse, aux bureaux de l'*Echo Médical.*

**Nouvelles doctrines de Neuropathologie,** d'après les leçons de clinique médicale de M. le Docteur Caubet, examen critique, volume in-8° de 112 pages, 1892. Paris, aux bureaux du *Progrès Médical* et chez Ve Babé, libraire-éditeur; Toulouse, aux bureaux de l'*Echo Médical.*

**Cas de tabes à début céphalique** caractérisé par la lésion des 2e, 3e 4e, 5e et 6e paires crâniennes, brochure in-8° de 12 pages. Paris, 1892, aux bureaux du *Progrès Médical.*

**Deux cas de bégaiement hystérique chez des dégénérés,** brochure in-8° de 16 pages, 1893. Paris, aux bureaux du *Progrès Médical.*

**De la maladie des tics** *(tics, chorée, hystérie : diagnostic),* brochure in-8° de 32 pages, 1893. Paris, aux bureaux du *Progrès Médical* et chez L. Battaille et Cie, libraires-éditeurs.

**Paralysie agitante et hystérie,** brochure in-8° de 15 pages, 1893. Paris, aux bureaux du *Progrès Médical.*

**Sur un cas de paralysie générale à forme de tabes au début chez un syphilitique,** brochure in-8° de 20 pages, 1894. Paris, aux bureaux du *Progrès Médical* et chez L. Battaille et Cie, libraires-éditeurs.

PUBLICATIONS DU *PROGRÈS MÉDICAL*

# SUR UN CAS

DE

# PARALYSIE FACIALE A FRIGORE

AVEC

## ANESTHÉSIE SUPERFICIELLE DU TRIJUMEAU

ET

## TUMEUR GAZEUSE DE LA PAROTIDE

## PATHOGÉNIE

PAR

Le Docteur CHABBERT, de Toulouse

*Médecin consultant à Bagnères-de-Bigorre.*

PARIS

AUX BUREAUX DU *PROGRÈS MÉDICAL*

14, RUE DES CARMES, 14

1894

# SUR UN CAS
DE
# PARALYSIE FACIALE A FRIGORE
AVEC
## ANESTHÉSIE SUPERFICIELLE DU TRIJUMEAU
ET
## TUMEUR GAZEUSE DE LA PAROTIDE

## PATHOGÉNIE

PAR
Le Docteur CHABBERT, de Toulouse
*Médecin consultant à Bagnères-de-Bigorre.*

Le chapitre de la paralysie faciale « a frigore » s'est enrichi, dans ces dernières années, de notions concernant l'étiologie et le pronostic de l'affection. A la doctrine rhumatismale est venu s'ajouter la doctrine de l'hérédité nerveuse, et aux caractères fournis par la réaction de dégénérescence ont été opposés certains phénomènes d'ordre subjectif. Aussi, considérée à ce double point de vue, l'observation suivante n'est pas sans offrir quelque intérêt ; mais elle tire surtout son importance de complications excessivement rares, ou qui, du moins à notre connaissance, n'ont jamais été signalées. Ce sont : d'une part, une anesthésie limitée du tégument dans la zone d'innervation de la racine sensitive du trijumeau ; d'autre part, la présence d'une tumeur gazeuse de la parotide.

A l'exposé du cas est consacrée la première partie de ce travail ; dans une seconde, après examen des principaux points que soulève l'observation, nous aborderons la pathogénie des troubles paralytiques, moteurs et sensitifs.

Observation. — F... T..., 45 ans.

*Antécédents héréditaires.* — Père décédé à 57 ans, poitrinaire. Homme mal équilibré, coléreux au possible, adonné aux boissons ; dans son enfance, se trouvait mal à la moindre contrariété.

Mère âgée de 70 ans, bien portante, vigoureuse, sans antécédents pathologiques, mais la tête près du bonnet. Elle a donné le jour à quatre enfants : deux garçons et deux filles. Des deux filles : l'une, ivrogne accomplie, ayant constamment un flacon d'eau-de-vie dans la poche, est morte à 30 ans d'une fluxion de poitrine ; l'autre, malingre, coléreuse, trouve que l'alcool est la seule boisson qui lui donne du ton à l'estomac, aussi en boit-elle par demi-verres. Des deux fils, l'aîné fait l'objet de cette observation ; le plus jeune, atteint de tremblement alcoolique, présente de l'amnésie rétrograde ; il a été enfermé plusieurs mois dans un asile d'aliénés à Buenos-Ayres ; marié, il vit séparé de sa femme, dont il a eu quatre enfants, morts en bas âge de convulsions.

Pour les grands-parents, du côté maternel, pas de renseignements. Du côté paternel, le grand-père est mort jeune, vers 33 ans, des suites d'une chute survenue alors qu'il était en état d'ivresse. Dans les collatéraux, figure un oncle paternel âgé de 65 ans qui est constamment ivre, et dont le fils unique, âgé de 45 ans, ne dessoule pas.

*Antécédents personnels.* — T... a toujours eu une bonne santé ; dans son enfance, on relève la rougeole et des saignements de nez. Ouvrier typographe, il n'a jamais eu de coliques ni présenté de tremblement ; quelques excès de boissons, mais sans habitudes d'ivrognerie ; il « faisait la noce » une, deux fois par mois. Plus tard, son intempérance a revêtu un caractère plus uniforme ; s'il ne se saoûlait plus, par contre il buvait largement et régulièrement aux repas. Il a renoncé, en partie, à ces habitudes quelque temps avant son mariage, survenu fin 1871. Pas de syphilis, pas de douleurs rhumatismales.

Au moral, T... est affectueux, serviable; caractère énergique, mais très irritable, prenant des colères pour des futilités, sur « un pied de mouche », dit l'entourage. De tout temps, il a eu ce tempérament emporté qui le faisait considérer comme un batailleur ; les colères se sont montrées surtout fréquentes et excessives depuis le moment où il est devenu chef de maison (1872). Il en attribue la cause aux soucis des affaires et au labeur excessif qu'il accomplissait (15 à 16 heures de travail par jour). Marié en secondes noces, en 1880, il a épousé la sœur de sa première femme.

*Histoire de la maladie.* — Le 17 avril 1891, la journée finie, T..., comme de coutume, se rend à la campagne rejoindre sa famille. A table, il se place au coin du feu, et tout le temps du repas reçoit les rayons caloriques sur le côté gauche de la face. Après dîner, malgré un froid très vif — 3°, il sort dans le jardin, promène un gros quart d'heure, puis rentre, se couche. Le lendemain, levé de bonne heure, il regagne son atelier par le premier omnibus.

C'est dans ce trajet de quelques kilomètres que, causant avec un de ses voisins de campagne, T... s'aperçoit de phénomènes insolites ; sa langue est embarrassée ; il s'exprime difficilement; son œil gauche pleure. Une fois au travail, n'éprouvant pas la moindre souffrance, il ne prête aucune attention à ces troubles et passe toute la matinée à son bureau. Mais à midi, heure du déjeuner, il constate, aux premières bouchées, que les aliments s'accumulent dans la gouttière gingivale gauche ; de ce côté, il ne leur trouve aucun goût et la salive s'écoule par la commissure labiale. Il se regarde alors dans une glace et est tout surpris de voir sa bouche de travers ; un instant après, il veut boire, et au moment où le verre touche les lèvres, il lui semble qu'il est cassé. Aussitôt, T... vient nous trouver.

*Examen du malade.* — Homme de constitution robuste, léger embonpoint, teint coloré, système pileux abondant ; port de la moustache, pas de barbe.

Le facies du malade est de tout point classique : la moitié gauche du visage n'offre plus de rides, toute mimique y est abolie. T... ne peut ni souffler, ni siffler ; s'il parle, il bredouille ; s'il essaie de rire, il grimace ; s'il renifle, la narine gauche reste immobile ; toutes les parties molles sont flasques, incapables de résistance aux mouvements communiqués. L'œil gauche est plus ouvert que le droit et ne peut plus être recouvert par la paupière ; ce n'est que dans l'occlusion synergique des deux yeux que le voile membraneux s'abaisse très légèrement, encore faut-il que l'acte soit voulu. Les points lacrymaux sont déjetés, les larmes s'écoulent en partie sur la joue. La langue retirée hors de la bouche est un peu déviée à droite, la pointe sur un plan horizontal et non recourbée en crochet ; la luette est en situation normale ; la salivation ne paraît ni augmentée ni diminuée. Le goût est obnubilé ; dans ses deux tiers antérieurs du côté gauche, la muqueuse apprécie très imparfaitement la sapidité des substances mises en contact ; à chacune d'elles, le malade rapporte indistinctement une impression fade qu'il compare à celle que donnerait du foin mâché. Les autres sens spéciaux n'offrent pas trace d'altération ; il n'y a, notamment, ni rétrécissement du champ visuel, ni diminution de l'acuité visuelle ; la notion des couleurs est conservée ; les pupilles ont leur ouverture moyenne, réagissent également à la lumière et à l'accomodation ; l'acuité auditive est à peu près égale des deux côtés ; absence de tout corps étranger de l'oreille, membrane du tympan intacte. Les mouvements s'exécutent avec la plus grande régularité ; force musculaire considérable : à droite, l'aiguille du dynamomètre donne 44, à gauche, 37.

Recherchant à quel concours de circonstances il convenait de rapporter la sensation de verre cassé accusée par le malade, quand il avait voulu boire, nous l'invitons à accomplir cet acte sous nos yeux. T... accède à nos désirs et assure que la sensation persiste toujours ; il lui semble que le pourtour du verre en contact avec la moitié gauche des lèvres n'existe pas. Nous examinons alors la sensibilité de ces organes et nous relevons les particularités suivantes :

La lèvre supérieure perçoit, dans toute son étendue, les sensations de contact, de douleur, de chaud, de froid ; néanmoins, les perceptions sont moins nettes dans le tiers externe du côté gauche ; pour la lèvre inférieure, sensibilité normale dans tous ses modes à droite ; mais à gauche, anesthésie marquée, quoique non absolue dans les deux tiers externes. L'hypoesthésie porte uniquement sur le rebord libre du voile membraneux et manque complètement sur la partie de la muqueuse en contact avec la lèvre supérieure ou regardant la cavité buccale. En aucun point de cette cavité on ne constate le moindre trouble ; sur la langue, les gencives, les joues, le palais, la sensibilité est exquise. Par contre, l'examen vers la peau permet de reconnaître que l'hypoesthésie se continue avec une plaque d'anesthésie très caractérisée, qui recouvre la joue presque en totalité.

Cette plaque, de forme circulaire, mesure près de 4 centimètres de diamètre ; elle répond, en haut, à l'os malaire, en bas, au rebord alvéolaire du maxillaire inférieur ; sur les côtés, d'une part, à la branche montante de la mâchoire, et, d'autre part, au sillon naso-génien. Sur toute l'étendue du tégument ainsi délimité, les sensations de contact, de douleur, de chaud, de froid sont abolies ; le sens musculaire, cependant, est conservé, car si on applique un objet sur la région insensible, le malade a la notion d'un corps étranger, mais il en apprécie très mal les dimensions. Cette plaque d'anesthésie se continue avec la peau saine par une zone de transition, mesurant un demi-centimètre environ ; sur les points qu'elle occupe, les divers modes de la sensibilité sont plus ou moins bien perçus, suivant que l'on s'éloigne ou se rapproche de la région insensible. Pas de différence de coloration des deux moitiés de la face ; température, au toucher, à peu près égale des deux côtés. En aucun autre point du tégument on ne relève le moindre ilot d'anesthésie.

Interrogé sur les causes qui ont favorisé la manifestation des phénomènes paralytiques, T... incrimine le froid et une violente colère prise avec un de ses ouvriers dans la journée du 17; il nie toute douleur de la joue, de l'oreille ou de la tempe ayant précédé l'apparition des accidents.

*Marche de la maladie.* — L'évolution des troubles sensitifs a été rapide. Dès le troisième jour, l'anesthésie avait sensiblement diminué d'étendue; ses dimensions n'étaient plus que celles d'une pièce de deux francs. Le cinquième jour, l'innervation cutanée avait récupéré ses propriétés; les sensations étaient également perçues des deux côtés. Le retour de la sensibilité s'est effectué progressivement de la périphérie au centre, sans offrir de particularité au point de vue de l'ordre de réapparition des divers modes d'excitabilité. Quant à la zone d'hypoesthésie, elle avait disparu dès le lendemain dans les points occupés primitivement, les lèvres notamment; elle se trouvait reportée plus près du centre de la joue et siégeait sur la partie excentrique du territoire où la veille toute sensibilité faisait défaut. Sa marche, les jours suivants, a été subordonnée à celle de l'anesthésie; celle-ci diminuant d'étendue, l'autre prenait la place; en d'autres termes, l'anesthésie et l'hypoesthésie ont figuré un disque entouré de son halo, allant tous les jours se rétrécissant jusqu'à complète disparition.

En ce qui concerne les troubles moteurs, l'évolution a été bien différente. Dès les premiers jours, les contractions avec le courant faradique ou galvanique appliqué sur le nerf ont diminué graduellement pour cesser de se produire au commencement de la deuxième semaine; puis, successivement, ont apparu la diminution et l'abolition de l'excitabilité faradique des muscles, à laquelle a fait place l'excitabilité exagérée par le courant galvanique, ainsi que les modifications relatives à la qualité des secousses selon l'ouverture et la fermeture des pôles. La motilité a réapparu au bout de la sixième semaine dans l'ordre assigné par Duchenne pour les différents muscles, mais d'une façon très imparfaite, à l'exception du baccinateur et des zygomatiques; aussi, ce côté de la face a toujours conservé une certaine lourdeur et un certain degré de bouffissure. Plus tard, du 4me au 5me mois, s'est manifestée la contracture, qui a porté principalement sur l'orbiculaire des paupières. Aujourd'hui, c'est-à-dire près de trois ans après le début des accidents, la moitié gauche de la face présente des rides plus accusées, est plus pleine que sa congénère, et, particularité bien remarquable, dans le rire, l'œil gauche est moins ouvert que le droit.

Eu égard à l'altération du goût et à la déviation de la langue, les troubles ont persisté seulement quelques jours.

C'est à l'époque où toute excitabilité nerveuse avait disparu que s'est produite la tumeur de la parotide. Le 28 avril, T... était à table pour déjeuner ; à peine a-t-il pris quelques aliments, qu'il ressent aussitôt une douleur excessivement vive au niveau de l'angle de la mâchoire, du côté paralysé, « comme si quelque chose s'était déchiré ». Il porte la main à ce point et constate une légère grosseur. La douleur se calme au bout de quelques minutes ; il veut continuer son repas, mais il éprouve une gène considérable, la douleur se ravive et la tuméfaction augmente. Une demi-heure plus tard, nous voyons le malade.

A la partie inférieure de la région parotidienne, il existe une grosseur ovoïde du volume d'une noix, à grand axe vertical, faisant une saillie de 1 centimètre à 1 centimètre et demi en dehors du bord postérieur de la mâchoire ; en bas, elle descend jusqu'à l'angle du maxillaire; en avant, empiète sur le masséter dans la direction du conduit de Sténon, en haut, remonte jusqu'au niveau du condyle; la peau qui la recouvre est lisse, tendue. A la palpation, elle est rénitente, élastique, on croirait presser un ballon de baudruche ; elle cède quelque peu à la pression, mais dès que la main est retirée, elle reprend son volume primitif. Au cours de cette manœuvre, le malade n'accuse pas de sensation de flot de salive dans la bouche ; de même, le petit doigt, porté au niveau de l'orifice du conduit excréteur de la glande, n'éprouve pas l'impression de la projection d'un liquide. L'inspection directe de l'orifice du canal est rendue impossible, l'écartement des mâchoires exagérant la douleur.

Prescription : port d'un bandeau appliqué sur la tumeur ; pression continue exercée avec la paume de la main ; aliments liquides. Le soir même, la tumeur avait notablement diminué.

Le lendemain, la région parotidienne est toujours volumineuse, mais ce n'est plus une tumeur à contour défini, c'est plutôt un empâtement de la glande ; cependant, le doigt y perçoit une certaine élasticité et de la crépitation, phénomène qui n'avait pas été observé la veille. L'examen de l'orifice du conduit de Sténon, rendu possible, permet de constater, en exerçant une pression au niveau de l'angle de la mâchoire, la sortie de vésicules d'air mélangées au liquide parotidien ; il paraît dilaté et reçoit une bougie de 2 millimètres ; cette même bougie pénètre dans l'extrémité libre du conduit opposé, quoique avec moins de facilité ; absence de tout phénomène inflammatoire. Invitant le malade à faire une expiration forcée, les narines fermées et la main appliquée sur l'ouverture buccale, on voit la tumeur se reproduire dans ses dimensions premières, mais il suffit d'une légère compression pour qu'elle s'efface en partie. La tuméfaction, les jours suivants, a diminué progressivement; au bout d'une huitaine, elle avait complètement disparu. Durant cette période, il y a eu des alternatives en bien et en mal, de moins en moins accusées à mesure que se faisait le retour à l'état normal ; les aggravations coïncidaient avec les mouvements de déglutition. Depuis, la tumeur ne s'est jamais reformée dans les dimensions offertes primitivement ; mais, de temps à autre, au moment des repas, il survient un peu d'endolorissement avec tuméfaction de la région parotidienne, que la pression de la main suffit à faire disparaître. Il convient encore de noter, que sous l'influence d'une expiration forcée et prolongée ou de violentes quintes de toux, ainsi que le fait est arrivé tout récemment, la tumeur se reforme en partie, mais disparaît presqu'aussitôt par la manœuvre usitée.

L'intérêt de cette observation réside dans les complications qui ont coïncidé avec les troubles moteurs. Mais avant d'aborder leur examen, plusieurs questions préjudicielles se posent ; ce sont : la nature de la paralysie faciale, les causes qui lui ont donné naissance et certaines particularités relatives au cours de l'affection.

La perte de la motilité a été complète ; elle a porté exclusivement sur tous les muscles du côté gauche de la face et s'est accompagnée de réaction de dégénerescence. Ces caractères, déjà, permettent d'écarter une altération fonctionnelle sous la dépendance de l'hystérie. La paralysie faciale hystérique, telle que l'ont observée MM. Chantemesse (1), G. Ballet (2), Boinet (3), Charcot (4), Pitres (5), Rendu (6), se distingue, en effet, par les traits suivants. Elle intéresse, presque constamment, le domaine du facial inférieur ; habituellement, elle est légère, transitoire, variable, sans réaction de dégénérescence ; concurremment, il existe de la monoplégie ou de l'hémiplégie du même côté; enfin, elle s'observe chez des personnes présentant des stigmates sensitivo-sensoriels.

La paralysie des muscles de la moitié gauche de la face et l'ab-

(1) *Société médicale des hôpitaux*, séance du 24 octobre 1890.

(2) *Société médicale des hôpitaux*, séance du 14 novembre 1890.

(3) *Société médicale des hôpitaux*, séance du 9 janvier 1891.

(4) *Archives de neurologie*, juillet 1891.

(5) *Leçons cliniques sur l'hystérie*, t. I, p. 493.

(6) *L'Union Médicale* du 8 juillet 1893.

sence, à droite, de contractions fibrillaires, de rides accusées, de torsion ou de déviation de la langue en crochet, autorisent, également, à éliminer l'hémispasme du côté droit ayant simulé la paralysie ou ayant coexisté avec elle.

Il ne peut s'agir, par conséquent, que d'une lésion du nerf facial, centrale ou périphérique.

L'absence d'ictus, de troubles intellectuels, l'abolition des mouvements des paupières, de la contractibilité faradique, plaident contre la monoplégie faciale d'origine cérébrale. C'est donc à une paralysie périphérique que nous avons eu affaire. Mais en quel point de son trajet le nerf a-t-il été atteint? Si on prend en considération que l'obnubilation du goût et la déviation de la langue ont été de peu de durée, que les troubles moteurs ont été exclusifs aux muscles de la face, il est permis d'avancer que la lésion a porté sur le facial après sa sortie du canal de Fallope, ou mieux, ainsi que nous le démontrerons plus loin, quand nous envisagerons la physiologie pathologique de l'affection, que l'altération des fibres nerveuses ne s'est pas étendue au-delà de l'émergence du nerf par le trou stylo-mastoïdien.

Quant à la cause de la paralysie, le seul facteur étiologique manifeste est le froid excessif auquel s'est exposé le malade, après avoir reçu sur la joue les rayons caloriques d'un feu très vif. La transition brusque du chaud au froid a engendré le processus morbide qui a donné lieu à la perte de la contractilité.

Mais ce facteur, pour si légitime qu'il paraisse, est insuffisant à expliquer la production des accidents. A cet égard, il suffit de faire remarquer que les jours précédents, la température extérieure était non moins rigoureuse, les mêmes conditions s'étaient trouvées remplies, et néanmoins, il ne s'était produit aucun trouble paralytique. Il y a donc une inconnue qu'il convient de dégager, et ici intervient le rôle attribué par M. Neumann (1) à la prédisposition nerveuse. T..., par ses antécédents, est fils d'alcoolique, lui-même est un irascible, un intempérant; le 17, il avait pris de violentes colères ; de cette dépense nerveuse anormale surajoutée

(1) De la prédisposition nerveuse dans l'étiologie de la paralysie faciale dite « a frigore ». *Union médicale*, 15 Novembre et 1er Décembre 1888.

à la tare pathologique était résulté un état propice de réceptivité morbide; aussi, ce jour-là, l'agent provocateur a pu s'exercer d'une manière efficace. Cette interprétation, d'ailleurs, est confirmée par l'évolution de la paralysie qui a offert des exacerbations toutes les fois qu'il est survenu une colère ou une vive contrariété.

Il est encore une cause prédisposante à signaler, c'est l'absence de barbe chez le malade. Cette cause peut paraître insignifiante, mais, à notre avis, elle a une réelle valeur. Elle explique pourquoi la paralysie « a frigore » est plus fréquente chez la femme que chez l'homme, et comment chez ce dernier elle s'observe, le plus souvent, sinon exclusivement, chez les personnes qui ont les joues dépourvues de poils (1).

(1) Dans notre pratique, il nous a été donné d'observer 3 cas de paralysie faciale « a frigore » qui se répartissent de la sorte : Femmes, 2 ; Homme, 1 (le malade qui fait l'objet de cette observation).

Faisant appel à la pratique étendue de M. le Professeur André, notre distingué confrère a bien voulu nous remettre la note que voici : « J'ai à peu près perdu le souvenir des cas que j'ai pu avoir à l'Hôtel-Dieu, mais il s'agissait surtout de femmes, autant que je puis me rappeler. — Dans ma pratique civile, j'ai vu une demi-douzaine de paralysies faciales *chez des femmes* ; je n'ai jamais vu d'hommes atteints de cette affection. Dans le temps, le Dr Redard m'a dit avoir observé avec M. le Professeur Dieulafoy un cas survenu chez un artiste lyrique éminent *ne portant pas la barbe* ».

D'autre part, M. le Professeur Pitres, avec son obligeance habituelle, a bien voulu nous faire la communication suivante : « Comme tous les auteurs, j'ai constaté que la paralysie de la face était beaucoup plus fréquente chez la femme que chez l'homme. En relevant les observations sur lesquelles j'ai pris des notes, je trouve 12 cas chez la femme et 2 chez l'homme. Mais je ne me rappelle pas si les deux hommes portaient ou non la barbe ».

Depuis lors, M. Pitres, a observé deux cas de paralysie faciale « a frigore » chez l'homme, qui viennent confirmer notre manière de voir. Nous les reproduisons telles que l'excellent Maître a bien voulu nous les communiquer.

I. Observation. — «... Il s'agit d'un homme de 42 ans, employé de commerce, qui a été pris d'une paralysie faciale droite le 24 Janvier dernier, après avoir assisté, par un temps froid et humide, aux funérailles d'un de ses amis. Les symptômes sont nettement ceux de la paralysie faciale dite *a frigore* : entraînement de la commissure des lèvres en haut et à gauche, immobilité des traits de la moitié droite de la face, occlusion incomplète de la paupière supérieure droite, léger renversement en dehors de la paupière inférieure du même côté, épiphora, etc., etc.

« Pas de déviation de la langue ni du voile du palais. Pas de troubles de la sensibilité cutanée ni gustative.

« Eh bien, *cet homme ne porte que les moustaches* — encore sont-elles peu

Au point de vue de la marche de l'affection, cette observation est conforme aux règles de l'électro-pronostic formulées par le Dr Erb, et en opposition avec les idées de M. Testaz. On sait que cet auteur, s'inspirant des recherches du Dr Weber (1) sur le phénomène douleur qui accompagne ou même précède, dans un certain nombre de cas, les troubles moteurs, a voulu faire de ce symptôme un élément précieux pour le pronostic, et a proposé de classer les paralysies faciales périphériques en douloureuses et non douloureuses, attribuant aux premières une certaine gravité, tandis que les secondes seraient en général bénignes (2).

Or, dans notre cas, le phénomène en question a fait complètement défaut; il n'y a eu aucune souffrance dans l'oreille, au niveau de l'apophyse mastoïde, de la tempe, ou sur le trajet du maxillaire inférieur, points d'élection de la douleur. aussi, on aurait été complètement déçu si, prenant en considération l'absence du symptôme, on avait conclu à un cas léger de paralysie faciale.

L'affection, en effet, a revêtu un caractère particulièrement grave, témoin la contracture qui est survenue, laquelle donne

fournies — depuis 1887. Il se trouve donc bien, si je ne me trompe, dans les conditions que vous avez indiquées ».

II. Observation — «... B... Louis, âgé de 62 ans, est venu à la consultation des maladies du système nerveux, le 24 février 1894, se plaignant de vertige et de tremblement du membre supérieur gauche. En l'examinant, nous constatons une légère asymétrie de la face. Interrogé sur les circonstances dans lesquelles s'est produite cette asymétrie, le malade nous raconte qu'il y a trente ans, il a eu, après avoir pris un bain de mer très froid, une paralysie faciale gauche, avec déviation très marquée des lèvres et ouverture permanente des paupières du côté gauche. La langue n'était pas déviée et les membres étaient normaux.

« Cette paralysie de la face a duré six mois, et, bien qu'elle ait guéri à peu près complètement, il est toujours resté un peu d'asymétrie du visage.

« *Le malade n'a jamais porté que la moustache.* Depuis qu'il est adulte, il s'est toujours fait raser régulièrement deux fois par semaine. »

L'heureuse influence du système pileux facial contre les névralgies de la face, les maux de dents, certaines affections respiratoires avait été signalée par Szokalski et le professeur Alison, d'Edimbourg, (Dictionnaire encyclopédique de Dechambre, article Barbe), mais n'avait pas attiré l'attention pour la paralysie faciale.

(1) Boston Médical, 8 février 1878.

(2) Thèse de Paris, 1887.

au malade, quand il rit, ce facies spécial (fig. I et II). C'est en

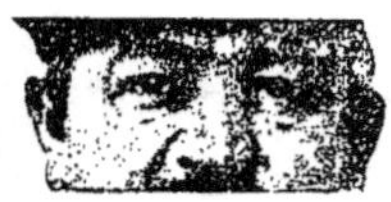

Fig. I. — Facies au repos.

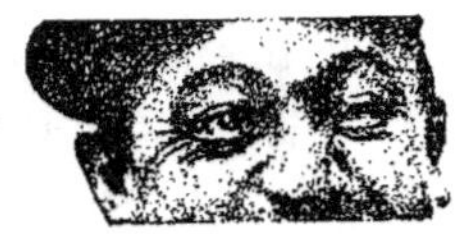

Fig. II. — Facies pendant le rire.

conséquence du nouvel état de l'orbiculaire gauche des paupières que s'explique le phénomène, voici comment :

Dans le rire accentué, rire aux éclats, le muscle frontal se contracte et participe à l'élévation de la paupière supérieure, ou, plus exactement, attire en haut le sourcil et la paupière ; mais, pour que son action soit efficace, il est nécessaire que les muscles antagonistes, pyramidal, sourcilier, orbiculaire, ne contrarient pas le mouvement, autrement dit, que leur tonicité ne soit pas exagérée ; sinon, comme leur distension passive n'est plus possible, leur tiraillement donne naissance à une contraction énergique. Et si l'excès de tonicité porte uniquement sur l'orbiculaire, alors se trouvent réalisées les conditions du phénomène observé chez T... Ainsi, au repos, l'écartement des paupières est le même des deux côtés; mais, dès que le rire se produit, tandis que l'ouverture palpébrale à droite s'agrandit de quelques millimètres, à gauche, au contraire, elle se rétrécit, bien que les sourcils soient portés à la même hauteur. Ces particularités et les rides caractérisées des paupières qui recouvrent l'œil gauche presque en totalité nous paraissent absolument démonstratives.

Les complications qui ont été notées se rapportent à la perte de la sensibilité de la plus grande partie de la joue et à la tumeur de la région porotidienne.

L'anesthésie du trijumeau venant compliquer l'hémiplégie faciale est un fait des plus rares; à notre connaissance, il n'existerait pas dans la littérature médicale d'observation détaillée à ce sujet. Cependant, MM. Rendu (1) et Chantemesse (2), lors de la discussion sur la paralysie faciale hystérique à la Société médicale des hôpitaux, ont dit avoir rencontré l'anesthésie au cours de paralysies faciales non hystériques. M. Rendu,

(1) Société médicale des Hôpitaux, séance du 9 janvier 1891.
(2) Société médicale des Hôpitaux, séance du 16 janvier 1891.

notamment, a cité le cas d'une femme robuste qu'il avait eue dans son service, laquelle fut prise, à la suite d'un refroidissement, de paralysie faciale avec anesthésie complète de la région paralysée.

Dans notre cas, l'anesthésie a présenté les caractères suivants : elle est apparue conjointement avec la paralysie du facial; elle a été limitée à une région de la face, par suite, n'était pas superposée exactement aux troubles de la motilité; elle a été superficielle, n'intéressant que le tégument, à l'exception des deux tiers externes du rebord libre de la lèvre inférieure (1); elle a porté partie sur des divisions du maxillaire supérieur, partie sur des divisions du maxillaire inférieur, et, de ce fait, ne correspondait nullement à la distribution anatomique des deux branches nerveuses; il n'y a pas eu de dissociation des divers modes de la sensibilité; la transition de la région anesthésiée avec la peau saine s'effectuait par gradation ; le sens musculaire était conservé; enfin, elle a été de courte durée et sa disparition s'est faite progressivement par rétrécissement concentrique.

Ces caractères n'ont rien de commun avec les troubles sensitifs de nature hystérique, ou en relation de cause à effet avec l'altération pathologique des branches du trijumeau. La non extension de l'anesthésie à la muqueuse buccale, sa délimitation par un cercle d'hypoesthésie, sa disparition graduelle, la conservation du sens musculaire, voilà tout autant de caractères que l'on ne trouve pas ainsi groupés dans l'hystérie. « L'anesthésie hystérique, a fait judicieusement remarquer M. le Professeur Pitres, n'est pas le résultat d'une inertie fonctionnelle des extrémités terminales des nerfs sensitifs » (2). D'autre part, sa limitation au tégument, sa topographie sans aucun rapport avec l'aire d'innervation des branches sensitives est incompatible avec une lésion destructive.

Relevons, en dernier lieu, que si n'eût été la semi-insen-

(1) On ne peut s'empêcher de faire observer que l'îlot d'anesthésie a présenté une forme régulièrement circulaire, sauf au niveau de la lèvre supérieure où existait une encoche (voir l'observation). Cette particularité, la lèvre inférieure ayant été atteinte par le processus morbide, nous paraît régie par le port de la moustache, ce qui vient à l'appui de notre remarque sur le rôle du système pileux de la face.

(2) Leçons cliniques sur l'hystérie, t. I., p. 109.

sibilité d'une partie de la lèvre inférieure, l'anesthésie aurait pu passer inaperçue ; le malade ne se doutait pas de l'insensibilité de sa joue, et nous-même, si notre attention n'avait été mise en éveil par l'impression anormale signalée (verre cassé), nous l'aurions ignorée. Ce qui nous porte à croire que l'anesthésie superficielle du trijumeau, accompagnant la paralysie faciale « a frigore » est plus fréquente qu'on ne pense, mais elle demande à être recherchée.

En ce qui concerne la tumeur de la parotide, les circonstances dans lesquelles elle s'est produite, les caractères qu'elle a présentés, enlevaient toute indécision quant au diagnostic. Apparaissant d'une façon soudaine, disparaissant à la pression sans donner lieu à la sensation de flot dans la cavité buccale, il n'était pas possible de songer à une rétention liquide; d'ailleurs, dès le lendemain de l'accident, l'inspection directe, en permettant de constater la sortie de vésicules d'air par l'orifice du canal de Sténon et l'absence de tout état inflammatoire de la portion intra-buccale du conduit, confirmait la nature gazeuse de la tumeur.

Cette complication de la monoplégie faciale est des plus exceptionnelles, elle n'est mentionnée nulle part. N'accompagnant pas la paralysie faciale, la tumeur gazeuse de la parotide a été observée chez les souffleurs de verre, mais en quelque sorte à l'état fruste. Les cas signalés appartiennent à MM. Tillaux (1), Guinaud (2), Regnault (3); il s'agit plutôt de stigmates professionnels. En pareille circonstance, la tumeur est du volume d'une aveline ou d'une amande ; elle est constituée par la distension de la portion masséterine du conduit de Sténon et des lobules de la parotide accessoire ; en outre, le plus souvent, elle coexiste avec une dilatation prononcée de la joue, et siége des deux côtés de la face.

Rappelons que, dans notre observation, la dilatation de la joue faisait défaut, la tumeur de la grosseur d'une noix existait seulement à gauche, c'est-à-dire du côté paralysé; elle avait son volume maximum en arrière de l'angle de la mâchoire,

(1) Traité d'anatomie topographique, 1875, 1er fascicule, p. 304.

(2) Dictionnaire encyclopédique de Dechambre, article parotide.

(3) Dilatation des joues chez les souffleurs de verre, *Progrès médical* du 20 février 1892.

par suite s'était développée principalement aux dépens des lobules de la moitié inférieure de la glande proprement dite; actuellement, lorsqu'elle se reproduit en partie, elle conserve cette situation.

Quant à sa pathogénie, il convient de retenir que la tumeur est survenue au 12e jour du début de l'affection, c'est-à-dire au moment où les troubles paralytiques étaient des plus marqués, et que son apparition a donné lieu à une douleur très vive, douleur vraisemblablement en rapport avec la distension subite des acini. Si ces particularités donnent à entendre que la tumeur s'est produite brusquement en conséquence de la paralysie du canal de Sténon et du muscle buccinateur, elles expliquent très imparfaitement en vertu de quel mécanisme s'est effectuée la pénétration de l'air. A la rigueur, on peut invoquer qu'au moment de l'accident, les aliments tombés dans la gouttière gingivale pressés entre la joue paralysée et les arcades dentaires, ont distendu le buccinateur et redressé ainsi le canal de Sténon, mais cette explication, quoique plausible, ne satisfait pas entièrement. La paralysie faciale a frigore, est assez commune, et sûrement si ces conditions étaient uniques, la tumeur gazeuse de la parotide aurait été signalée depuis longtemps. Donc, il vaut mieux reconnaître qu'il existe un autre facteur que nous ne saisissons pas.

Le dernier point à envisager est relatif à la physiologie pathologique de la paralysie faciale a frigore, ayant pour corollaire l'examen du processus morbide auquel, dans notre cas, est due l'anesthésie du trijumeau.

P. Berard, à propos de la pathogénie de la paralysie de la face, s'exprime en ces termes : « Je crois, sans vouloir l'affirmer cependant, que la paralysie peut s'expliquer par le trajet tortueux du nerf facial dans un canal osseux, l'aqueduc de Fallope, canal qui doit devenir trop étroit pour le nerf, pour peu que celui-ci éprouve quelque tuméfaction du névrileme à la suite d'un refroidissement » (1).

Bien qu'émise sous une forme non explicite, cette doctrine, sauf quelques très rares réserves timidement formulées par les auteurs, a été acceptée comme un article de foi. Et, cependant, que d'objections ne soulève-t-elle pas? Comment con-

(1) *Dictionnaire de médecine*, 2me édition, t. XII, p. 603.

cevoir que le froid puisse agir sur la portion du nerf contenu dans le canal de Fallope, c'est-à-dire à travers un conduit osseux, assez profondément situé, dans le voisinage immédiat d'une glande excessivement vasculaire, la parotide, et entouré de véritables conduites de chaleur telles : les carotides, les jugulaires, sans parler des artères de second ordre et de leurs veines satellites. Il est vrai, P. Bérard a le soin de dire que la tuméfaction du névrileme survient « à la suite d'un refroidissement » ce qui peut vouloir signifier que le facteur étiologique a pu s'exercer en dehors du conduit osseux, sur les divisions terminales du nerf. Même ainsi entendue, cette thèse ne tient pas debout ; d'abord, la tuméfaction du nerf dans l'aqueduc de Fallope n'a jamais été constatée, et, à cet argument de fait, viennent s'ajouter les observations soigneusement étudiées qui, toutes, vont à l'encontre de cette manière de voir.

Si on examine attentivement les cas de paralysie faciale « a frigore », on relève, non sans quelque surprise, que ceux dans lesquels figurent des troubles sous la dépendance des branches collatérales émises par le facial dans l'aqueduc de Fallope, ou à son émergence du trou stylo-mastoïdien, constituent l'infime minorité ; de plus, même dans les cas où ces troubles ont été signalés, le plus souvent ils se sont montrés fugaces et ont disparu bien avant la paralysie des muscles de la face. Or, cette constatation a une importance de premier ordre. Dans un nerf qui se décusse, c'est-à-dire qui fournit des branches collatérales, les divisions, au moment d'abandonner le tronc, occupent la périphérie du nerf ; par suite, n'est-il pas évident que si les phénomènes paralytiques étaient dus à la compression, ils devraient se montrer de préférence pour les organes dont l'innervation est fournie par les rameaux émanés du facial dans le canal de Fallope ou à sa sortie du trou stylo-mastoïdien, c'est-à-dire pour les rameaux dont les fibres constitutives sont en rapport immédiat avec l'agent de la compression, la paroi osseuse inextensible ? En outre, en vertu de cette disposition, ces mêmes troubles ne devraient-ils pas être caractérisés par leur intensité et leur longue durée ? Mais un dernier argument ruine cette doctrine ; il est tiré des cas — ce sont les plus nombreux — où les troubles moteurs ont porté exclusivement sur les muscles de la face ; ici, il n'est plus possible d'invoquer la compression par le conduit osseux.

Recherchons, dès lors, s'il existe d'autres conditions qui permettent d'expliquer la pathogénie de la paralysie « a frigore » de la $7^{me}$ paire. A notre avis, ces conditions se trouvent réunies dans le mode de circulation artérielle de la face.

Le système artériel de la face comprend deux réseaux : l'un, profond, formé par des divisions de la maxillaire interne — notamment l'artère sous-orbitaire et la terminaison de la dentaire inférieure — est destiné aux ramifications terminales des branches sensitives du trijumeau, au périoste et aux insertions osseuses des muscles ; l'autre, superficiel, emprunté surtout à la faciale et à la temporale superficielle, se distribue à la peau, aux divisions du facial et aux attaches musculaires au derme.

De ces deux réseaux, le superficiel est celui qui doit nous occuper dans le moment. Constitué aux dépens des vaisseaux que nous venons d'indiquer, il est d'une richesse remarquable, mais bien spéciale. En effet, des deux artères qui prennent part à sa formation, l'une, en quelque sorte, ne fait que parcourir la face, la traverser, pour se ramifier dans le cuir chevelu ; l'autre abandonne ses branches les plus importantes aux ouvertures naturelles : lèvres, narines, et ne fournit à la région que des rameaux insignifiants, justement appelés innommés ; de telle sorte que toute la partie de la face comprise entre la maxillaire externe et la temporale superficielle se trouve dépourvue d'artérioles de certain calibre — la transversale le plus souvent ne faisant pas exception à cette modalité — et, par suite, irriguée par des capillaires excessivement nombreux, mais à lumière excessivement réduite.

Ce mode de vascularisation, bien digne d'attention, n'avait pas échappé aux anatomistes, en particulier à M. Le Dentu, qui l'a mentionné en ces termes : « Les capillaires de la face sont remarquables par leur grand nombre et par leur ténuité ; beaucoup ont un diamètre inférieur à celui des globules rouges du sang » (1). Or, c'est de ce réseau vasculaire ainsi constitué que provient la majeure partie des vasa nervorum

(1) Dictionnaire de Jaccoud, t. XIV, article face, p. 366.

des divisions terminales du facial qui, après avoir rampé à la surface du névrileme, ne plongent dans l'épaisseur de la branche nerveuse « qu'après une nouvelle division et une nouvelle réduction de volume » (2).

Cela étant, qu'une cause énergique intervienne brusquement, aussitôt, par action réflexe, la lumière déjà si réduite du vaisseau se trouvera oblitérée, et si cette action est de quelque durée, que la contraction des capillaires succède à leur dilatation, — toutes conditions réalisées dans notre observation et que l'on trouve habituellement remplies dans les nombreux cas de paralysie « a frigore » — alors, de ce trouble de la circulation, résultera, pour les divisions nerveuses, un processus morbide, caractérisé, tout d'abord, par la segmentation de la myéline, pour aboutir, en fin de compte, à la névrite, névrite qui s'étendra plus ou moins haut sur le tronc du facial et sera plus ou moins intense, suivant l'énergie de la cause, sa durée, et la prédisposition nerveuse du sujet. Ainsi s'explique que, dans la paralysie faciale, la perte de la motilité des muscles de la face soit un fait constant, tandis que les troubles sous la dépendance des rameaux émis dans l'aqueduc de Fallope ou à la sortie du nerf du trou stylo-mastoïdien soient d'ordre contingent.

Ce n'est pas là, au surplus, une simple vue de l'esprit, car, il est au moins un cas où l'autopsie a confirmé la doctrine que nous soutenons. Il appartient à M. Minkowski (de Strasbourg) (1), et a trait à un homme pris subitement à la suite d'un refroidissement de paralysie faciale complète, ayant succombé huit semaines après le début de la paralysie à un empoisonnement par l'acide chlorhydrique. A l'autopsie on constata une dégénérescence très avancée des branches du facial, avec intégrité des parties entourant le nerf, sans la moindre trace de compression. Il s'agissait donc d'une névrite purement dégénérative sans cause matérielle.

Quand au processus morbide qui a donné naissance aux troubles de la sensibilité, il diffère totalement de celui que nous venons d'exposer pour la paralysie faciale. Du reste, le

(1) *Etude anatomique sur les vaisseaux sanguins des nerfs*, par MM. Quenu et Lejars, *Archives de neurologie*, janvier 1892, p. 15.

(2) XVIe Congrès des neurologues et aliénistes de l'Allemagne du Sud-Ouest, séance du 6 Juin 1891, Archives de neurologie, n° 68, p. 241.

peu de durée de l'anesthésie, sa répartition sans concordance avec la distribution des branches nerveuses, condamnent de prime-abord toute hypothèse de même nature. Ici, l'action du froid a été exclusivement locale, il y a eu simple sidération de la plaque nerveuse. Il s'est passé un phénomène analogue à celui qui accompagne l'emploi du chlorure d'éthyle ou qui s'observe à la suite des pulvérisations d'éther. La plaque nerveuse, fortement impressionnée, a été modifiée dans sa constitution moléculaire et l'appareil inscripteur momentanément s'est trouvé dérangé. L'impression a été surtout ressentie dans les points les plus exposés au refroidissement, ce qui explique la distribution et la modalité de l'anesthésie.

D'ailleurs, par leur mode de vascularisation, par leur topographie, les branches de terminaison du trijumeau se distinguent de celles du facial. Tributaires du réseau vasculaire profond, elles reçoivent des artères de même nom des divisions d'un calibre bien supérieur à celui des capillaires destinés aux rameaux de la 7me paire, et, de ce fait, ne peuvent être influencées fâcheusement par une cause fortuite, l'action réflexe ici étant impuissante à oblitérer la lumière des vaisseaux. Enfin, tandis que les branches du facial, sur la plus grande partie de leur parcours, sont situées sous la peau, présentent une direction horizontale, celles du trijumeau à leur émergence des trous sus-orbitaire, sous-orbitaire, mentonnier, occupent un plan profond, et, s'épanouissant à la manière des tiges d'un bouquet, n'arrivent en contact avec le tégument que par leurs expansions terminales. De ces dispositions, il résulte que toute cause locale ne pourra s'exercer sur elles que suivant un angle d'incidence se rapprochant de la perpendiculaire, alors que pour le facial cette même cause portera son action sur la plus grande partie du trajet de la branche nerveuse.

Ces diverses considérations, empruntées à l'anatomie, expliquent, selon nous, non seulement la pathogénie différente des deux affections, mais aussi rendent compte de la fréquence de la paralysie faciale « a frigore » par rapport à la rareté de l'anesthésie du trijumeau.

---

Toulouse. — Typ. Roux et Clèder, rue de la Pomme, 28.

www.ingramcontent.com/pod-product-compliance
Lightning Source LLC
LaVergne TN
LVHW021530140926
848035LV00047B/1289